AF396556

QUATRIÈME MÉMOIRE

SUR

LA RAGE.

PAR F. DESPINEY,

DOCTEUR EN MÉDECINE DE LA FACULTÉ DE PARIS, CHIRURGIEN EN CHEF DE L'HOTEL-DIEU DE BOURG, MEMBRE CORRESPONDANT DE L'ACADÉMIE ROYALE DE MÉDECINE, MEMBRE DE LA SOCIÉTÉ DE MÉDECINE DE LYON ET DE MONTPELLIER, ETC.

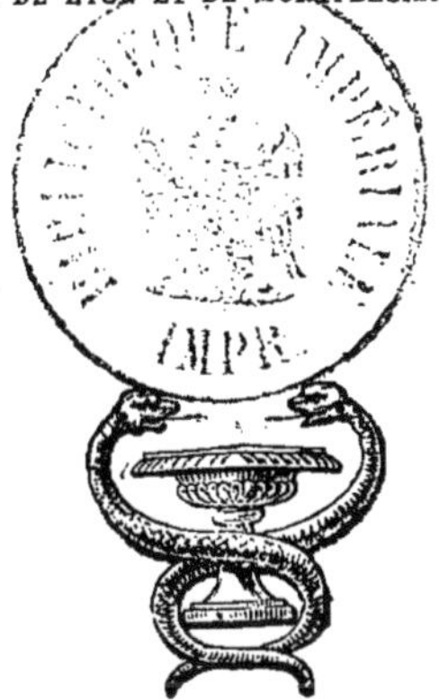

BOURG,

IMPRIMERIE DE BOTTIER.

1840.

QUATRIÈME MÉMOIRE
SUR LA RAGE.

Une séance de l'Académie des sciences, celle du 26 mars 1838, a ramené mon attention sur la rage. « Dans
« cette séance presque entièrement occupée par la
« lecture des mémoires d'instructions académiques
« qui doivent servir de guide aux nouveaux explora-
« teurs de l'Algérie, M. le docteur Serres, rapporteur,
« signale à l'attention des explorateurs la solution d'un
« problème fort triste, puisqu'il se rattache aux ca-
« ractères de l'hydrophobie, cette maladie terrible qui
« a, jusqu'ici, défié tous les efforts de la médecine;
« M. Serres pense qu'il serait fort intéressant de cons-
« tater s'il est vrai, comme on l'a tant répété, que la
« rage, chez les chiens, soit infiniment plus rare en
« Orient qu'en Europe. L'étude de cette question
« pourra peut-être aboutir à quelques moyens pré-
« ventifs; car, en ce qui touche la cure, c'est une
« chose à-peu-près désespérée, si on en juge d'après
« les essais les plus variés, tentés à l'Hôtel-Dieu de
« Paris depuis vingt-cinq ans.

« Le rapporteur a indiqué à ce sujet deux faits très-
« curieux, et qui sont de nature à intéresser vivement
« les habitans de Paris; le premier, c'est qu'il paraît
« que les accès de rage chez les chiens ont beaucoup

« diminué depuis l'établissement multiplié des bornes-
« fontaines; le second, c'est que l'on a remarqué que
« les chiens détruits pour rage depuis quelque temps
« appartenaient presque tous à la banlieue. M. Serres
« s'est demandé si la présence d'eaux abondantes et
« limpides n'expliquerait point cette diminution à
« Paris, et si, au contraire, les eaux des mares que
« boivent les chiens de la campagne, ne pourraient
« point être regardées comme favorisant le dévelop-
« pement des accès. D'un autre côté, les fontaines et
« les ablutions qui sont d'institution religieuse dans
« presque tout l'Orient, n'offriraient-elles pas partout
« aux chiens des eaux limpides et en abondance. Ce-
« pendant, ce rapprochement, tout ingénieux qu'il
« soit, ne peut guère s'appliquer à l'Algérie, où, pen-
« dant une bonne moitié de l'année, l'eau est au con-
« traire une denrée fort rare.

« Après cette lecture, une discussion fort intéres-
« sante s'est engagée entre le rapporteur et plusieurs
« de ses collègues. M. Magendie a demandé que la
« partie du rapport qui traite des causes de la rage
« canine fût modifiée : le savant physiologiste doute
« très-fort qu'il soit prouvé qu'il existe une liaison
« quelconque entre la naissance de la rage chez les
« chiens et la privation de l'eau. M. Magendie raconte
« qu'il a soumis le fait à des expériences directes,
« c'est-à-dire qu'il a tenu plusieurs chiens renfermés
« long-temps sans leur donner de l'eau, et que la rage
« ne s'est nullement montrée chez ces animaux, bien
« qu'ils se fussent battus et mordus violemment à plu-
« sieurs reprises.. Il ajoute que, près de la barrière

« du Combat, à Pantin, il existe un vaste hôpital pour
« les chiens, hôpital qui jouit d'un grand renom, et
« que la personne qui dirige les traitemens lui a dé-
« claré que le plus grand nombre des malades lui
« étaient amenés à l'époque précise qui coïncide avec
« le temps du rut chez ces animaux. M. Larrey a ajouté
« qu'en effet il avait remarqué très-peu de chiens at-
« teints de la rage en Égypte; mais il lui a semblé
« que le fait s'expliquait par le repos presque complet
« où vivent ces animaux, et non par la facilité avec
« laquelle ils trouvent à boire. En résumé, cette con-
« troverse n'avance guère la solution d'un si grave
« problème. »

Tout ce passage est extrait textuellement des jour-
naux qui ont rendu compte de la séance du 26 mars
1838 (Académie des sciences). Il sert à établir l'état
présent de la science sur la question de la rage.

Ainsi l'on voit que, relativement à la cause efficiente
de la rage, les opinions sont loin d'être fixées. Cependant, il en est une que j'ai proclamée le premier en
1827, qui commence à se répandre et à laquelle, nécessairement, tous les bons observateurs viendront se
rallier.

A diverses époques, j'ai publié sur la rage des recherches consignées dans des mémoires que j'ai envoyés
manuscrits à l'Académie de médecine, et ces mémoires
ont été imprimés dans le *Journal universel des sciences
médicales*, numéros de novembre 1827, décembre 1827,
et octobre 1829, ainsi que dans le *Journal de la Société
d'Émulation de l'Ain*.

Dans le premier de ces mémoires, je dis hautement

que la cause déterminante de la rage chez les loups, chez les chiens, etc., est le besoin de copulation contrarié, excité et non satisfait. J'ai développé assez longuement cette doctrine pour ne pas y revenir ici; seulement, je rappelle cette date pour joindre ma réclamation à celle qu'a déjà placée en ma faveur, en 1835, le Bulletin général de thérapeutique médicale et chirurgicale dans son journal du 15 décembre, relativement à un mémoire publié, il y a peu d'années, par M. Capello, sur le développement spontané de la rage déterminée par l'impossibilité où se trouvent les chiens et les loups d'exercer l'acte génital.

Nous n'accusons point M. Capello de plagiat, seulement nous voulons, dans cette opinion, conserver notre priorité et nos recherches appuyées sur des faits et des expériences.

En résumé, nous voyons que les praticiens les plus distingués ne sont point encore d'accord sur la cause de la rage. Il y a plus; c'est que d'autres praticiens et des écrivains de mérite ne s'entendent pas sur les cas où il y a rage, c'est-à-dire sur les symptômes qui, toujours, doivent la faire reconnaître d'une manière invariable. Ainsi, je trouve dans le *Journal de médecine et chirurgie pratique*, numéro d'octobre 1836, article 1348, une observation donnée par M. Xambo, officier de santé à Ceret (Pyrénées-Orientales), dans laquelle il cite un enfant de douze ans qui fut mordu, le 29 mars 1836, par un loup qu'on ne crut pas enragé. Cet enfant tomba malade le 30 juillet, après avoir présenté quelques symptômes avant-coureurs de la rage, et mourut le 3 août de la même année.

M. Xambo termine en disant « qu'il pense qu'il y
« a eu hydrophobie, mais que ses adversaires soutien-
« nent que la mort a été occasionnée par une affection
« tétanique ou cérébrale. Il demande au rédacteur du
« journal cité quelle opinion doit être admise. Le ré-
« dacteur répond qu'il est presque sans exemple que
« le virus rabiéique ait séjourné plus de cent jours
« dans l'économie sans manifester sa présence ; qu'il
« n'a point existé d'horreur pour les liquides, ni de
« crachotement (1) continuel, qui suffirait presque
« seul pour caractériser la maladie ; d'où il conclut
« que la maladie à laquelle a succombé l'enfant, n'était
« pas la rage proprement dite, la rage déterminée par
« la morsure d'un animal hydrophobe.

« Mais, ajoute-t-il, on ne peut se refuser à voir dans
« cette maladie plusieurs des symptômes de la rage
« confirmée. Ces symptômes ne sont pas, en général,
« ceux d'une affection tétanique ou cérébrale. Ils nous
« semblent constituer cette affection qu'on a nommée
« improprement rage spontanée, qui se développe,
» soit chez des individus qui n'ont jamais été mordus,
« soit chez des sujets qui ont été mordus par des ani-
« maux furieux, mais non enragés. Il est donc infini-
« ment probable que le loup qui a mordu cet enfant
« n'était point enragé, mais cette morsure n'en a pas
« moins été la cause occasionnelle de la maladie et de
« la mort. »

(1) Ce crachotement existe quelquefois dans d'autres maladies; dans l'hystérie, par exemple. Il ne peut donc suffire
pour caractériser la maladie.

J'ai rappelé succinctement et l'observation de **M.** Xambo et les réflexions du *Journal de médecine et chirurgie pratique*, pour démontrer dans quelle hésitation se trouve quelquefois la science relativement à l'existence de la rage. Ces incertitudes augmentent beaucoup la difficulté d'une question déjà si épineuse.

Pour tâcher d'apporter quelques éclaircissemens, je dirai ce que j'ai vu, ce que j'ai observé depuis la publication de mes derniers mémoires.

Pour arriver à connaître la rage, les altérations organiques qu'elle peut laisser après elle, il faut, avant tout, savoir quand elle existe ou non, savoir quels sont les symptômes invariables, spéciaux, qui la constituent; en un mot, trouver cette maladie tellement apparente, qu'on ne puisse élever sur sa nature le doute le plus léger.

Ceci étant obtenu, il devient plus facile de chercher dans le cadavre les altérations produites par la rage, et de les isoler de celles qui ne sont que le résultat du mécanisme de la mort. La partie lésée étant trouvée, on arrivera certainement à découvrir quelque médication capable d'enchaîner la marche des accidens; *en un mot, la rage déclarée pourra être guérie* (1).

(1) Déjà quelques bons effets ont été obtenus par les préparations de morphine appliquées selon la méthode endermique; j'ai la conviction qu'on pourrait arriver à une guérison entière si l'on enlevait rapidement l'épiderme par la pommade *de Gondret*, ou mieux encore par l'application du marteau trempé avant dans l'eau bouillante, selon le procédé de M. Mayor, si, ensuite, l'on recouvrait le derme, mis à nu, par de l'acétate

Quel est donc, dans la rage, le symptôme constant, toujours apparent qui, selon moi, constitue essentiellement la rage et qui, jusqu'ici, a échappé plus d'une fois à l'observation des praticiens?

C'est le resserrement de la glotte, c'est la contraction convulsive des muscles thyro-arythénoïdiens et des autres constricteurs, contraction telle que, momentanément, le passage de l'air est entièrement intercepté, et que la suffocation paraît imminente; en d'autres termes, c'est une véritable strangulation produite par l'occlusion intermittente de la glotte. Plusieurs maladies déterminent sur la glotte une influence qui la resserre, qui change la voix, amène le crachotement, le gonflement du col, de la face, des envies de mordre, etc. Toutes ces maladies, par quelques-uns de leurs symptômes, se rapprochent de la rage, mais ne déterminent jamais une suffocation, une strangulation semblable à celle de la rage.

Ainsi, dans l'hystérie, il y a évidemment un gonflement dans le col, une sensation de boule qui étouffe; mais il y a perte de connaissance et convulsions géné-

---

ou de l'hydrochlorate de morphine. Je pense que ces applications devront être faites sous l'occiput, autour du larynx et des parties génitales. Il serait encore prudent de donner à l'intérieur la morphine, plutôt sous forme pillulaire que liquide. — J'ai guéri un tétanos général par cette médication; et la rage, à mon avis, ainsi que je l'ai exposé ailleurs, n'est qu'une irritation nerveuse du bulbe rachidien, de même que le tétanos est le résultat d'une simple irritation et non inflammation d'une portion ou de la totalité de la moële épinière, moins le bulbe.

rales. La contraction de la glotte n'est que légère comparativement à celle qui existe dans la rage.

Dans la rage, l'intelligence reste libre. Autour de ce resserrement glottique qu'on ne peut jamais oublier, jamais méconnaître lorsqu'on en a été témoin, viennent se grouper des symptômes accessoires, tels que agitation, écume à la bouche, crachotement, excitation des parties génitales, etc..... Mais ces symptômes, je ne saurais trop le répéter, n'appartiennent pas essentiellement à la rage, ils ne la constituent pas, ils n'en sont qu'une dépendance ; ce qui est elle, comme symptôme, c'est l'occlusion glottique.

Remarquons que toutes les fois que sont violemment mises en jeu les fonctions dépendantes du bulbe rachidien, il y a production de phénomènes analogues à ceux de la rage. Voyez la nymphomanie, le satyriasis, l'hystérie et même le coït chez des personnes douées d'une grande salacité... Dans ces maladies, il y a excitation insolite, anormale, des parties génitales et du bulbe rachidien ; par conséquent, manifestation de symptômes qui rentrent dans la sphère rabique.

Seulement, dans la rage, ces symptômes, mis en jeu par une cause morbide, par un virus particulier, sont plus violens ; portés d'abord au summum de l'excitation, ils déterminent bientôt la mort parce qu'ils dépassent trop la ligne normale.

Dans l'espèce canine, nous ne suivons pas ces degrés d'excitation génitale, inférieurs à ceux qui produisent la rage, nous ne les observons pas parce qu'il nous importe peu de les connaître. Tous ces animaux, tourmentés par de violens besoins de copulation, ne deviennent pas nécessairement enragés. Chez le plus grand nombre, les désirs s'éteignent satisfaits ou non ; mais chez d'autres plus irritables, dont l'organisation du bulbe rachidien est plus prononcée et la vitalité de cette partie plus active, cette privation de copulation amène la rage. Nous devrions, je crois, étudier davantage chez les animaux la copulation et tout ce qui se rattache à cette fonction ; nous y puiserions probablement des inductions précieuses, applicables à la santé de l'homme. Puisque ce sont eux qui nous communiquent cette épouvantable maladie, observons chez eux comment elle se forme, comment elle les tue, et nous pourrons sans doute arriver à la guérir lorsqu'elle est déclarée chez l'homme.

Ces réflexions me conduisent à rappeler une expérience que j'ai tentée en 1829 (Voir *Journal universel des sciences médicales*, numéro d'octobre 1829), **que** je voudrais voir répéter et compléter par les écoles vétérinaires ; je l'indiquerai plus bas. Avant, disons un mot sur la rage spontanée.

Je ne puis admettre que, chez un homme qui n'a pas été mordu par un animal hydrophobe, la rage puisse se déclarer spontanément. Pour qu'elle se manifestât sans que le virus inoculé en fût la cause, il faudrait qu'il existât dans les parties génitales, ou bien autour du larynx, un déchirement qui irait retentir sur le bulbe rachidien. Car, selon moi, la rage est à ce bulbe ce que le tétanos est au reste du cordon rachidien, *c'est-à-dire une forte irritation portée directement sur ces parties ou sur les filets nerveux qui s'y rendent.*

On demande souvent si la frayeur peut être cause

de la rage spontanée; je répondrai négativement par un fait.

En 1826, le fils Pelletier, âgé de 25 ans, avait été léché sur la main par le chien qui mordit sa belle-sœur, Mlle. Chaste. Cette demoiselle mourut atteinte de la rage (Voir *Journal universel des sciences médicales*, novembre 1827). Quelques jours après cette mort, l'épouvante s'empara de lui; pendant plus d'un an, il croyait à chaque instant devenir enragé, il disait étouffer, se plaignait d'une sensation brûlante dans le pharynx et dans la bouche, et de douleurs dans la main léchée. — Il fuyait l'eau et les corps brillans. — Il avait envie de mordre. — Rien ne pouvait le calmer; il était persuadé qu'il était condamné à mourir enragé; courait la nuit, le jour, était triste, silencieux, parfois furieux. Il languit ainsi plus d'un an, donnant des signes d'aliénation mentale, et mourut dans une maigreur extrême; mais toute sa frayeur ne put déterminer la rage.

L'expérience dont j'ai parlé, et que j'ai faite dans le but de faire naître la rage chez les chiens, était ainsi dirigée :

Dans une campagne située à deux kilomètres et demi de Bourg, j'avais pratiqué dans une chambre deux séparations faites avec des tiges de bois placées verticalement les unes à côté des autres, à 50 ou 80 millimètres de distance entr'elles. Trois cases en étaient résultées. Dans celle du milieu, j'avais renfermé une chienne en chaleur, et dans chacune des cases latérales j'avais placé un chien dans la force de l'âge. Ils pouvaient donc tous deux voir la chienne, la flairer, quelquefois la toucher, sans avoir avec elle des rapports plus intimes. Je pensais qu'ainsi leurs organes génitaux, vivement stimulés par l'aspect de la chienne, que ceux de la chienne, également tourmentés par des besoins qui ne seraient pas apaisés, réagiraient sur l'organisme et produiraient tous les phénomènes de la rage. Je suivais cette expérience avec beaucoup d'intérêt; j'avais ménagé une ouverture pour qu'on pût sans danger leur donner à boire et à manger. Mais ils n'ont pu rester enfermés que deux jours, pendant lesquels ils ont fait un bruit épouvantable et se sont livrés à tant d'efforts, à tant de sauts, qu'ils sont parvenus à renverser une partie des barrières et à se réunir à la chienne.

Mon expérience étant manquée, je les ai fait relâcher; j'ai appris quelque temps après, qu'ils avaient tous péri. J'ai cherché à recommencer l'expérience dans le même local.... Impossible.... L'idée de rage s'était répandue dans le voisinage, les habitans s'effrayaient et m'ont déclaré qu'ils s'y opposeraient.

J'ai demandé à diverses reprises aux autorités de notre ville un local convenable pour recommencer mon expérience; elles n'ont point osé me l'accorder, de peur, disaient-elles, que quelques accidens ne survinssent.

Quelques expérimentateurs, M. le professeur Magendie entr'autres, ont tenté de faire naître la rage chez les chiens en les privant d'eau, d'autrefois en les privant d'alimens, ou bien en les forçant de se nourrir d'alimens de mauvaise qualité. Toutes ces expériences, dirigées avec la persistance, avec l'habileté qu'on reconnaît à cet illustre physiologiste, ont eu un résultat négatif; c'est-à-dire que, dans aucun des cas, la rage n'a pu être produite. D'après ma doctrine, il est très-facile de comprendre ce résultat, puisque tous ces essais étaient loin d'établir une stimulation dans les organes de la génération.

Mais si l'on veut réfléchir à mon expérience, si l'on parvient à la répéter (1), on obtiendra comme moi la conviction que la rage peut être produite à volonté, alors que le violent besoin de copulation en est la cause; l'autorité avertie prendrait des mesures sévères (2) qui préviendraient le développement de la rage chez les chiens. Cette épouvantable maladie pourrait ainsi être détruite et, par conséquent, l'homme préservé.

De plus, les nécroscopies faites chez les animaux enragés conduiraient à vérifier si le siége de la maladie est tel que je l'ai indiqué. Quelques traitemens pour-

(1) Il serait encore important d'expérimenter si un chien à qui on aurait d'avance pratiqué la castration, serait susceptible de prendre la rage que devrait lui communiquer un autre chien à la morsure duquel on l'exposerait.

(2) Ainsi la castration pourrait être ordonnée sur les chiens et les chiennes, excepté sur quelques sujets qu'on laisserait intacts, comme étalons, pour éviter l'anéantissement de l'espèce.

On pourrait aussi forcer les maîtres de chiens ou chiennes à favoriser l'acte de copulation entre ces animaux. Les propriétaires, éclairés sur le danger, se prêteraient volontiers à cette mesure.

Quant aux loups, il faudrait chercher à obtenir leur destruction entière.

raient aussi être essayés sur eux, de manière à rendre plus efficaces ceux qu'on emploierait chez l'homme.

De toutes mes recherches sur la rage, j'ai tiré une conclusion dans laquelle je persiste, savoir :

1° Que cette maladie n'est qu'une névrose de la portion supérieure de la moëlle épinière, celle d'où naissent les nerfs laryngés, recurrens et glosso-pharyngiens ;

2° Que cette portion de l'axe cérébro-spinal est précisément celle qui préside exclusivement aux fonctions des parties génitales.

Pour ajouter quelques traits nouveaux au tableau que je cherche depuis plusieurs années à présenter sur la rage, je citerai, d'une manière analytique, deux observations postérieures à mes autres mémoires.

Le 27 janvier 1832, un loup mordit plusieurs personnes et quelques animaux dans les communes de Dompierre et de Saint-Martin-du-Mont, département de l'Ain. On mettait en doute s'il était enragé, parce qu'il avait passé au milieu d'un troupeau de moutons sans en mordre un seul, qu'il revint trois fois dans les mêmes lieux, et tua un petit chien entre les jambes d'une femme, sans la toucher.

A l'ouverture du loup, je ne trouvai rien de particulier ; l'estomac contenait quelques alimens et l'oreille entière d'une petite fille de sept ans. Il avait été tué à coups de hache sur la tête, de sorte qu'il y avait épanchement sanguin, lésions de l'encéphale, enfin trop de désordres accidentels pour qu'il fût possible de reconnaître ceux qui étaient pathologiques.

L'événement prouva qu'il était enragé; car, sur sept individus mordus par ce loup, deux sont devenus enragés et ont succombé. Je les ai observés pendant leur maladie; et, fait remarquable, ni l'un ni l'autre n'ont présenté d'érection dans les parties génitales pendant les accès hydrophobiques. Tous deux ne pouvaient boire; les frissons hydrophobiques étaient bien prononcés; la strangulation glottique était évidente à mes yeux habitués à la suivre, mais moins apparente pour les autres confrères. Les symptômes ont marché lentement, peu prononcés, donnant une faible idée de la violence ordinaire de la maladie.

De ces deux hommes, l'un était vieux, l'autre n'était pas encore arrivé à la puberté.

A l'ouverture des cadavres, rien de remarquable, ni érection, ni inflammation cérébrale ou rachidienne. Cependant, vers le bulbe rachidien, se dessinait légèrement une teinte plus colorée..... Quelques vaisseaux plus injectés semblaient un commencement d'inflammation.

Point d'apoplexie pulmonaire; enfin aucun des désordres pathologiques que j'ai presque constamment observés. --- Rien qui pût expliquer la maladie. --- Rien, non plus, qui expliquât pourquoi ces malades étaient morts. Je pense qu'ils n'ont succombé qu'à une perturbation ou excitation forte du système nerveux; excitation qui s'est manifestée par des crises hydrophobiques fréquentes; mais que l'irritation nerveuse n'a pas été assez violente, ou n'a pas duré assez long-temps pour déterminer l'inflammation du bulbe rachidien.

Est-ce que le loup était faiblement enragé? Ou bien les remèdes ont-ils eu quelque influence? Ou bien encore existe-t-il quelques nuances dans la maladie?.....

FÉLIX DESPINEY, D.-M. P.

Membre de l'Académie royale de Médecine.

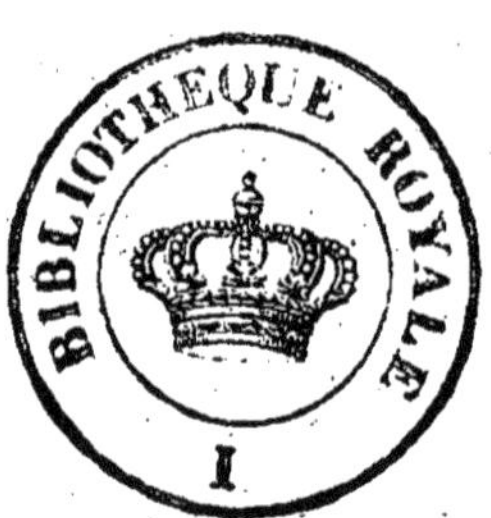